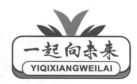
一起向未来
YIQIXIANGWEILAI

中医药文化系列丛书

上册

"绘算"本草纲目

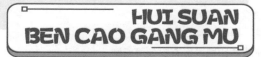
HUI SUAN
BEN CAO GANG MU

小学一年级适用

U0129929

+ 方鸿琴 — 主编

全国百佳图书出版单位
中国中医药出版社
·北 京·

图书在版编目（CIP）数据

"绘算"本草纲目：上下册 / 方鸿琴主编 . -- 北京：
中国中医药出版社，2024.3
（"一起向未来"中医药文化系列丛书）
ISBN 978 - 7 - 5132 - 8661 - 9

Ⅰ . ①绘… Ⅱ . ①方… Ⅲ . ①速算—小学—教学参考
资料②中国医药学—文化—小学—教学参考资料 Ⅳ .
① G624.563 ② G624.93

中国国家版本馆 CIP 数据核字 (2024) 第 053218 号

中国中医药出版社出版

北京经济技术开发区科创十三街 31 号院二区 8 号楼
邮政编码　100176
传真　010-64405721
北京盛通印刷股份有限公司印刷
各地新华书店经销

开本 787×1092　1/16　印张 9　字数 67 千字
2024 年 3 月第 1 版　2024 年 3 月第 1 次印刷
书号　ISBN 978 - 7 - 5132 - 8661 - 9

定价　58.00 元
网址　www.cptcm.com

服 务 热 线　010-64405510
购 书 热 线　010-89535836
维 权 打 假　010-64405753

微信服务号　zgzyycbs
微商城网址　https://kdt.im/LIdUGr
官 方 微 博　http://e.weibo.com/cptcm
天猫旗舰店网址　https://zgzyycbs.tmall.com

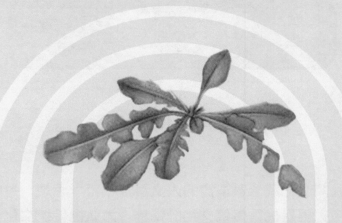

《"绘算"本草纲目》

编委会

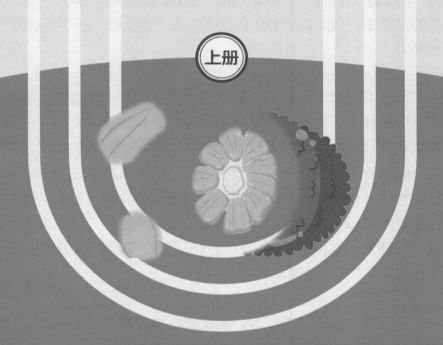

上册

主编	执行主编	副主编	编委
		（按姓氏笔画排序）	（按姓氏笔画排序）
方鸿琴	孙玮玮	从 婕	王文娟
		李红艳	代言约
		张 新	许 桐
		邵清漪	范振亚
			黄 毅

序 章

　　中医药文化蕴含着丰富的人文科学和哲学思想，是中华民族的瑰宝，更是优秀传统文化的精粹。为弘扬传统文化，传播中医药知识，我们将数学、绘画、中草药知识相结合形成了一套趣味数学练习丛书。

　　这套书有别于市面上的口算练习册，因为我们提倡"玩中练，做中学"的理念，把枯燥的口算练习迁移到可描绘、可实践的活动中，从而实现学生口算练习从"要我练"到"我要练"的转型。

　　本套书具有 5 大特点：题目需要孩子们集中注意力，寻找图片中的数字，有助于提高他们的专注力；题目需要孩子们仔细观察图片，找出隐藏在其中的细节，有助于提高他们的观察力；题目要求孩子们通过观察和分析，推断出隐藏在其中的形状或方向，有助于提高他们的空间感知能力；题目要求孩子们在短时间内做出判断和选择，有助于提高他们的思维敏捷性；题目需要孩子们保持冷静，仔细分析问题，而不是急于做出选择，有助于提高他们的情绪稳定性。

　　相信通过本套书的练习，不仅可以提高数学口算能力，还能扩充汉字的学习，同时增强学生的健康知识。

编者

2024 年 3 月

目 录

果部本草

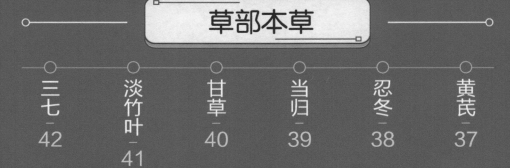

草部本草

木部本草

矿物药

示 范

第一组	第二组	第三组	第四组
$24+2=$	$30-8=$	$41-30=$	$28-20-2=$
$70+(8-6)=$	$50-(20+20)=$	$88+7=$	$44+3=$
$62-3=$	$45-9=$	$72-3=$	$45-9=$
$30-9=$	$65-8=$	$15+5+6=$	$86-80-1=$
$36+4+8=$	$20-(88-80)=$	$33-30+15=$	$92-5=$
$88-9=$	$60+2-4=$	$30+6+10=$	$45-10=$
$58-6-10=$	$12+(20+60)=$	$15-(10+2)=$	
$10+(10+2)=$	$41-30=$	$35-30+1=$	

答题步骤：

1 根据左边算式算出正确答案，并在右图中找到相应的点。

> **注意：** 右图中答案颜色一定要与左边题目颜色相同呦！

2 将找到的点依次连线。

3 在田字格中描出相应汉字。

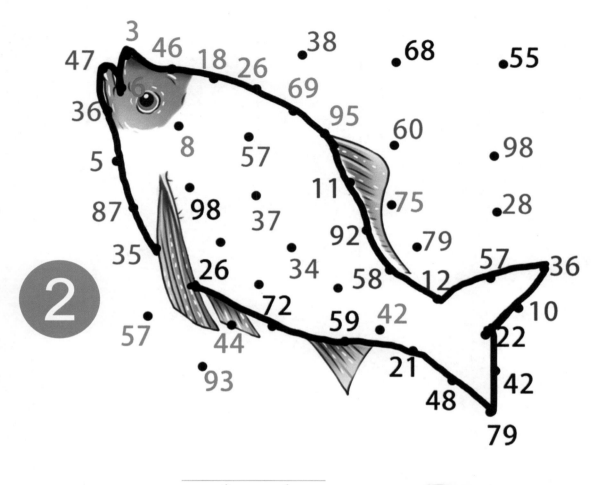

2

3

jì yú

鲫 鱼

shí yòng jì yú yì yú xiāo huà xī shōu   jiàn pí
食 用 鲫 鱼 易 于 消 化 吸 收 ， 健 脾

lì shī   hé zhōng kāi wèi   jù yǒu jiào qiáng de
利 湿 ， 和 中 开 胃 ， 具 有 较 强 的

zī bǔ zuò yòng
滋 补 作 用 。

菜部本草

第一组

12−5＝

10＋2＝

3＋13＝

6＋2＝

2＋13＝

1＋12＝

18＋1＝

19−18＝

第二组

16−15＝

1＋14＝

3−0＝

5＋12＝

1＋5＝

12−2＝

12−12＝

第三组

19−6＝

11＋1＝

19−10＝

2＋3＝

19−1＝

13−9＝

17−15＝

第四组

13−11＝

11＋8＝

19−18＝

0＋10＝

17−3＝

17−5＝

7−0＝

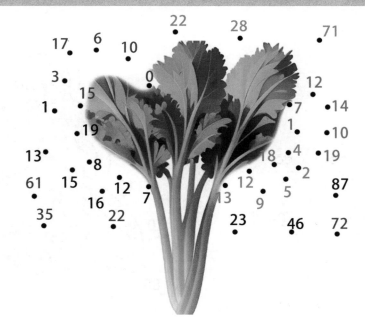

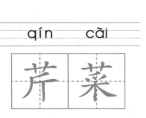

qín cài

芹 菜

qīng rè jiě dú　　lì niào xiāo zhǒng　　píng gān jiàng yā　　zhèn

清 热 解 毒 、 利 尿 消 肿 、 平 肝 降 压 、 镇

jìng qíng xù

静 情 绪 。

第一组	第二组	第三组	第四组
$17-4=$	$8-0=$	$2+11=$	$9-4=$
$19-5=$	$7+11=$	$1+5=$	$7-5=$
$12-11=$	$10+1=$	$18-7=$	$15+3=$
$16-16=$	$3+3=$	$2+15=$	$6-3=$
$18-11=$	$1+8=$	$18-4=$	$6-6=$
$15-11=$	$18-10=$	$1+15=$	$12+3=$
$1+7=$	$12+3=$	$0+19=$	$18-6=$
	$18-6=$	$18-13=$	

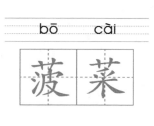

bō cǎi

菠 菜

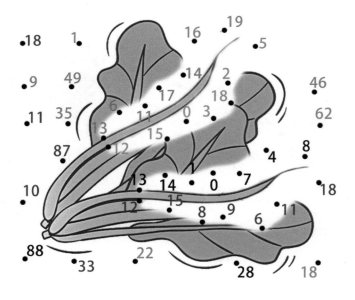

bǎo hù shì lì　　měi róng yǎng yán　　huǎn jiě pín xuè

保护视力、美容养颜、缓解贫血。

第一组

19 − 7 =

13 − 5 =

13 + 2 =

11 + 5 =

15 − 9 =

8 − 7 =

9 + 8 =

第二组

18 − 1 =

7 − 4 =

10 + 9 =

13 − 11 =

5 − 5 =

18 − 4 =

12 + 3 =

16 − 8 =

第三组

2 + 7 =

13 + 5 =

18 − 12 =

1 + 15 =

18 − 10 =

1 + 11 =

0 + 5 =

第四组

9 − 4 =

7 + 13 =

15 + 2 =

6 + 10 =

13 + 6 =

12 + 0 =

18 − 3 =

14 − 7 =

jiǔ cài

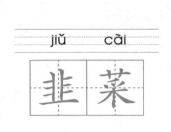

韭 菜

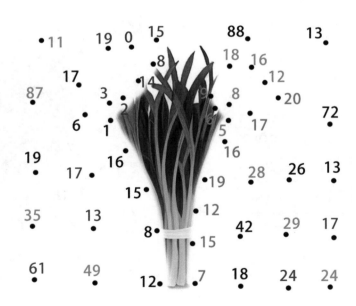

zēng qiáng shí yù　　rùn cháng tōng biàn　　bǔ yǎng shèn zàng

增 强 食 欲 、 润 肠 通 便 、 补 养 肾 脏 。

第一组	第二组	第三组	第四组
20-9=	7-0=	2+1=	9+9=
14-8=	7+10=	7+5=	7+9=
12-0=	10+1=	10+7=	15+2=
16-8=	3+3=	2+14=	6+3=
18-2=	7+8=	18-4=	6-1=
15-2=	18-10=	4+15=	12-2=
0+7=	12+7=	0+18=	18-6=
	18-15=		9-5=

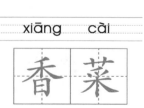

xiāng cài

香 菜

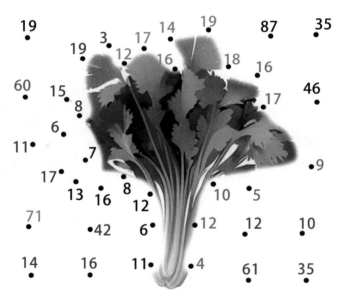

zēng qiáng miǎn yì lì　　cù jìn xiāo huà　　jiàng dī dǎn gù chún
增 强 免 疫 力 、 促 进 消 化 、 降 低 胆 固 醇 、

cù jìn wèi cháng rú dòng　　zēng jiā shí yù
促 进 胃 肠 蠕 动 、 增 加 食 欲 。

第一组

3＋3＝
5＋2＝
18－2＝
6＋6＝
18－10＝
5＋4＝
8＋5＝
15－13＝

第二组

7－5＝
5＋12＝
16－13＝
10＋3＝
14＋1＝
13－2＝
10－4＝

第三组

18－5＝
12＋6＝
10＋6＝
3＋11＝
13＋4＝
1＋18＝
14－2＝

第四组

9＋3＝
14＋2＝
3＋14＝
7＋2＝
7－2＝
10－0＝
15－3＝
6－2＝
8＋4＝

bái　cài

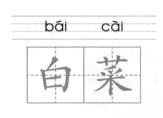

白　菜

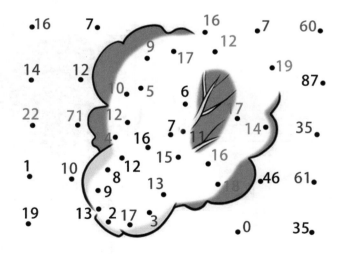

měi róng yǎng yán　jiě kě lì niào　rùn cháng tōng biàn　tōng

美 容 养 颜 、 解 渴 利 尿 、 润 肠 通 便 、 通

lì cháng wèi　zēng qiáng miǎn yì lì

利 肠 胃 、 增 强 免 疫 力 。

第一组	第二组	第三组	第四组
1+5=	7−6=	19−14=	9+9=
6+2=	12−9=	12+0=	14+2=
18−3=	16−8=	10+6=	3+12=
6+10=	14+5=	3+3=	7+5=
18−6=	14−14=	13−4=	7+10=
2+15=	13+1=	18−10=	10+10=
9−8=	10−8=	14+4=	15+4=
	15−9=		6−1=

mù   ěr

木 耳

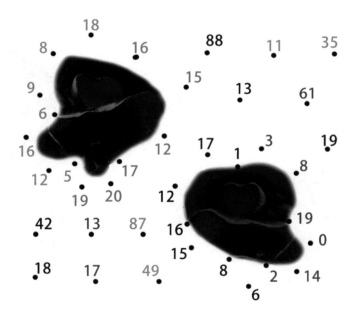

rùn fèi zhǐ ké　　bǔ xuè　　pái dú　　yù fáng ái zhèng
润肺止咳、补血、排毒、预防癌症。

第一组	第二组	第三组	第四组
9−8=	7+6=	3+3=	9+7=
12+2=	7+5=	17−12=	7+5=
12−5=	10−4=	10+1=	0+2=
8−8=	3−1=	2+1=	6+9=
18−3=	1+8=	18−1=	6−6=
15−11=	18−0=	2+6=	12+6=
1+7=	12−4=	1+18=	18−11=
5+8=	18−17=	8+8=	9−3=

jì cǎi

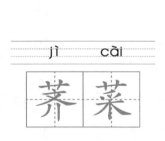

荠 菜

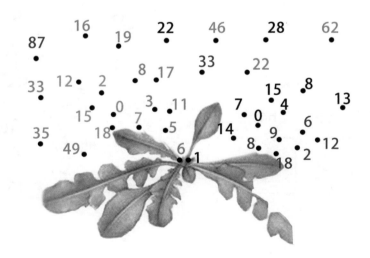

cù jìn xiāo huà   jiàng xuè yā   kàng níng xuè   huǎn jiě yè

促 进 消 化 、 降 血 压 、 抗 凝 血 、 缓 解 夜

máng zhèng

盲 症 。

第一组

16 − 1 =

6 + 10 =

10 + 2 =

4 + 1 =

15 − 5 =

17 − 10 =

13 + 5 =

10 + 4 =

13 − 2 =

15 + 0 =

第二组

14 + 1 =

12 + 6 =

2 + 6 =

10 + 7 =

4 + 12 =

9 − 9 =

7 − 2 =

11 + 0 =

10 + 7 =

17 − 1 =

第三组

3 + 13 =

9 − 8 =

17 − 12 =

19 − 5 =

1 + 12 =

4 + 8 =

13 − 10 =

0 + 4 =

16 + 2 =

14 + 2 =

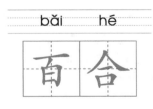

bǎi hé

百 合

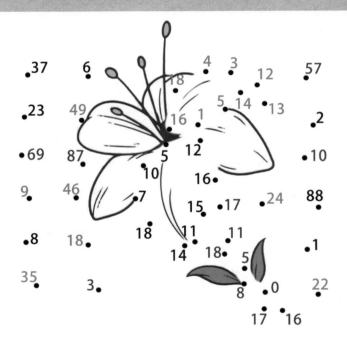

yǎng yīn rùn fèi   qīng xīn ān shén

养 阴 润 肺 ， 清 心 安 神 。

第一组

16 + 1 =

6 + 1 =

10 + 2 =

4 + 15 =

15 − 13 =

17 − 4 =

13 + 2 =

10 − 2 =

13 − 7 =

20 − 3 =

第二组

14 − 7 =

12 + 3 =

2 + 12 =

10 − 10 =

4 − 2 =

9 − 1 =

7 + 12 =

11 + 2 =

10 + 6 =

17 − 10 =

第三组

3 + 14 =

16 − 8 =

17 + 1 =

19 − 8 =

1 + 8 =

4 + 8 =

13 − 6 =

0 + 6 =

10 + 3 =

12 + 5 =

huáng   guā

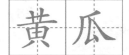

黄 瓜

5   46   12   88   60

17   10   7 23   17 13

7   6   16   8

17   15   6

12   4   16

49   8   14   13   42   7

19   0   19

15   8   18   12

19   2

2   13   87   18   1   11

35   61   10   3   9

qīng rè jiě dú   jiàn nǎo ān shén   jiàng xuè táng

清热解毒、健脑安神、降血糖。

第一组	第二组	第三组
$3+4=$	$17-13=$	$19-13=$
$15-3=$	$0+11=$	$6-5=$
$19-1=$	$11-10=$	$2+6=$
$2+6=$	$17-3=$	$18-13=$
$16-1=$	$8+0=$	$16-14=$
$2-2=$	$5-3=$	$7-3=$
$1+3=$	$14-2=$	$8-5=$
$7-1=$	$13-3=$	$17+0=$
$6-3=$	$19-10=$	$13+1=$
$18-11=$	$17-14=$	$0+10=$

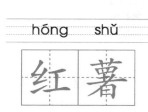

hóng shǔ

红 薯

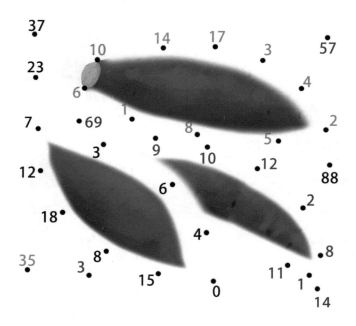

tōng biàn pái dú　　bǎo hù xīn xuè guǎn　　měi róng yǎng yán

通 便 排 毒 、 保 护 心 血 管 、 美 容 养 颜 。

第一组

5−2＝

14＋5＝

10＋8＝

1＋8＝

17−11＝

15−11＝

8−6＝

8−7＝

0＋3＝

12−6＝

第二组

0＋3＝

2−1＝

12＋6＝

2＋10＝

7−5＝

15−7＝

2＋9＝

5＋9＝

12−9＝

9−7＝

第三组

9−6＝

14−6＝

16−11＝

5−1＝

16−6＝

10＋4＝

19−2＝

16−14＝

5−2＝

3＋7＝

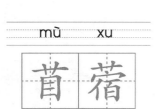

mù xu

苜 蓿

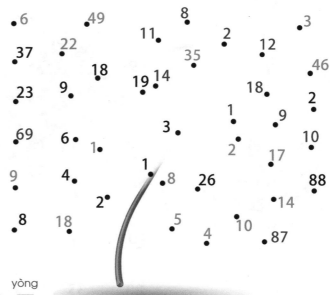

qīng rè xiāo yán　　kě yòng
清 热 消 炎 ， 可 用

yú yá yín zhǒng tòng　　yān hóu zhǒng tòng　　hái yǒu yí dìng de
于 牙 龈 肿 痛 、 咽 喉 肿 痛 ， 还 有 一 定 的

lì niào tōng biàn zuò yòng　　yòng yú zhì liáo shuǐ zhǒng　　biàn mì
利 尿 通 便 作 用 ， 用 于 治 疗 水 肿 、 便 秘 。

第一组

8−5=

17+2=

16−10=

15−13=

11−7=

17−8=

4+14=

15−14=

0+13=

14+3=

第二组

10+7=

19−5=

18−17=

1+17=

10−2=

12−1=

16−4=

18−16=

20−4=

7+2=

第三组

6+3=

12−4=

15−13=

5+12=

3+11=

13−3=

18−13=

1+3=

13+0=

3+0=

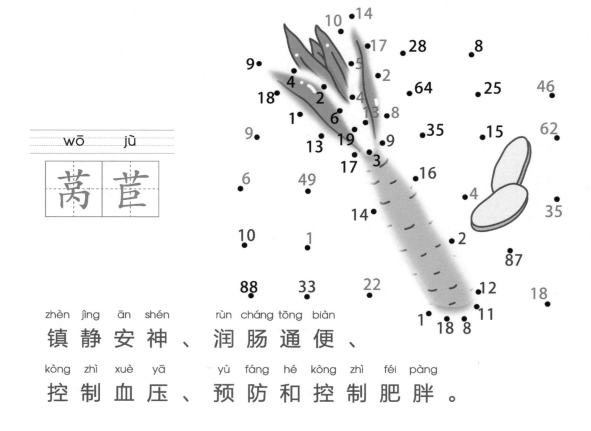

wō   jù

莴苣

zhèn jìng ān shén   rùn cháng tōng biàn
镇 静 安 神 、 润 肠 通 便 、

kòng zhì xuè yā   yù fáng hé kòng zhì féi pàng
控 制 血 压 、 预 防 和 控 制 肥 胖 。

虫、介、禽、鳞部本草

第一组

4－3＝

17＋2＝

1＋7＝

18－8＝

11－4＝

15－2＝

4＋5＝

8－4＝

10＋2＝

0＋5＝

第二组

16＋1＝

10＋8＝

3－0＝

12－10＝

15－11＝

3＋7＝

13－2＝

7－2＝

9－0＝

12－5＝

第三组

5＋2＝

7－1＝

6＋10＝

2＋13＝

9－1＝

15－11＝

19－18＝

9－4＝

17－6＝

19－9＝

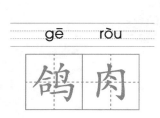

gē   ròu

鸽 肉

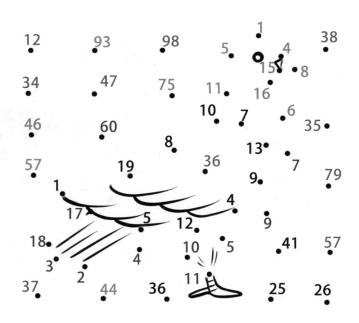

bǔ chōng dàn bái zhì   bǔ xuè   fáng tuō fà

补 充 蛋 白 质 、 补 血 、 防 脱 发 。

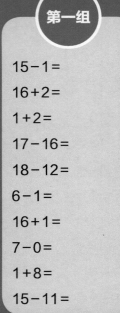

第一组

15−1 =
16+2 =
1+2 =
17−16 =
18−12 =
6−1 =
16+1 =
7−0 =
1+8 =
15−11 =

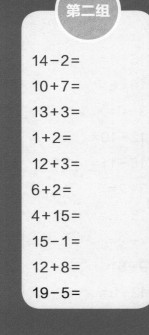

第二组

14−2 =
10+7 =
13+3 =
1+2 =
12+3 =
6+2 =
4+15 =
15−1 =
12+8 =
19−5 =

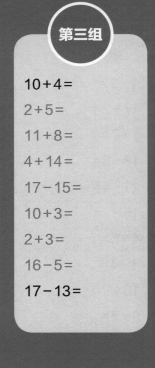

第三组

10+4 =
2+5 =
11+8 =
4+14 =
17−15 =
10+3 =
2+3 =
16−5 =
17−13 =

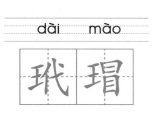

dài   mào

玳 瑁

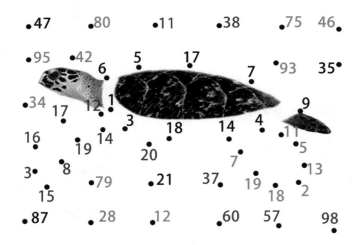

qīng rè jiě dú   zhèn jīng
清热解毒、镇惊。

第一组

15−13=

16−10=

11+3=

11+7=

18−7=

6+1=

16−1=

7−3=

1+2=

15+2=

第二组

14−3=

3+7=

3+3=

7+2=

0+3=

6+11=

4+14=

15−3=

12+4=

15−10=

第三组

10−5=

2+4=

1+8=

4+10=

5+15=

10+5=

12+6=

16−8=

17−5=

5+6=

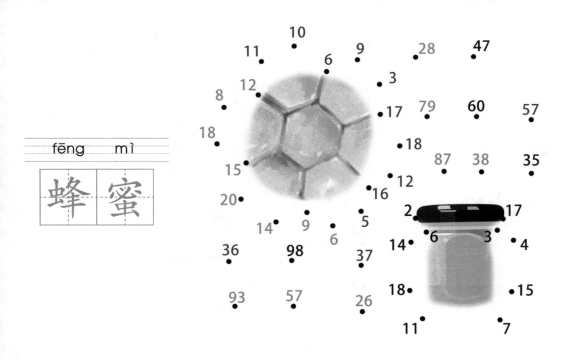

fēng mì

蜂 蜜

huǎn jiě pí láo　　xiāo chú jī shí　　jiě jiǔ

缓 解 疲 劳 、 消 除 积 食 、 解 酒 。

第一组

19＋0＝
4＋2＝
7＋1＝
10＋10＝
2＋10＝
15－13＝
18－0＝
13＋4＝
18－5＝
9＋10＝

第二组

14－2＝
1＋18＝
16－15＝
5－2＝
6－1＝
0＋4＝
5＋13＝
8－2＝
0＋0＝
18－6＝

第三组

8－0＝
18－6＝
7－1＝
1－1＝
3＋4＝
18－15＝
3＋10＝
12＋7＝
19－8＝
1＋7＝

gé　lí

蛤　蜊

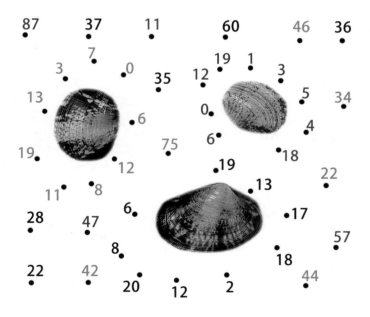

lì　niào　xiāo　zhǒng　　zēng　jìn　shí　yù
利 尿 消 肿 、 增 进 食 欲 。

第一组	第二组	第三组	第四组
19−19=	10+6=	19−14=	5+1=
16−3=	9−5=	11+4=	11+5=
12+5=	16−6=	18−4=	15−4=
6+1=	15−10=	15+4=	17−5=
14−10=	19−13=	5+3=	16−12=
6−1=	3+13=	19−8=	5+5=
18−2=	7+11=	4+2=	3+14=
	5−2=		13−10=

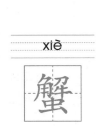

xiè

蟹

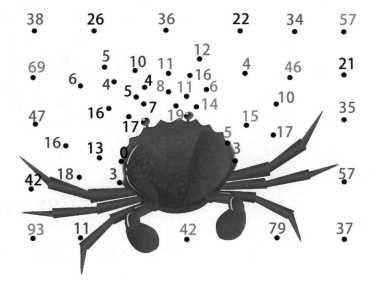

huó xuè sàn yū   zī gān yǎng yīn

活血散瘀、滋肝养阴。

第一组	第二组	第三组	第四组
19−10=	10+3=	19−15=	5+9=
15−3=	9−4=	11−5=	11−1=
12−6=	16−13=	18−2=	15−2=
6+12=	15−13=	15+3=	17−5=
14+1=	19−9=	5+2=	16+3=
6−2=	3+4=	19−10=	5+0=
18−10=	7+4=	4+10=	3+1=
5+8=	5+4=		

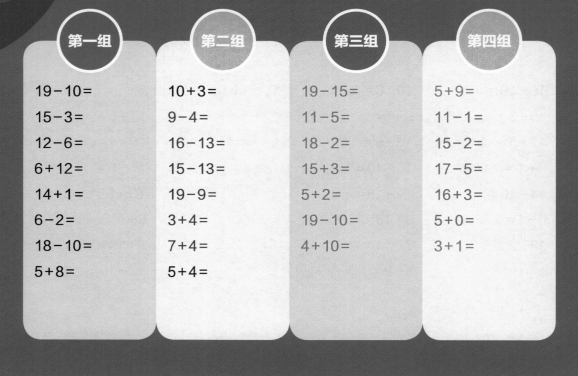

chán　tuì

蝉　蜕

shū　sàn　fēng　rè　　　lì　yān　　　míng　mù

疏散风热、利咽、明目。

第一组

16 − 14 =
17 − 14 =
1 + 14 =
2 + 6 =
19 − 5 =
10 + 6 =
7 + 12 =
17 + 3 =
16 − 11 =
0 + 2 =

第二组

6 − 5 =
0 + 16 =
11 + 3 =
4 + 14 =
12 − 10 =
14 − 10 =
15 − 5 =
16 − 8 =
19 − 8 =
13 − 7 =

第三组

13 − 3 =
19 − 8 =
9 − 6 =
4 + 12 =
19 − 1 =
5 + 4 =
2 + 17 =
15 − 15 =
10 − 2 =
12 − 8 =

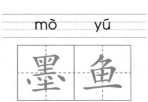

mò　　yú

墨　鱼

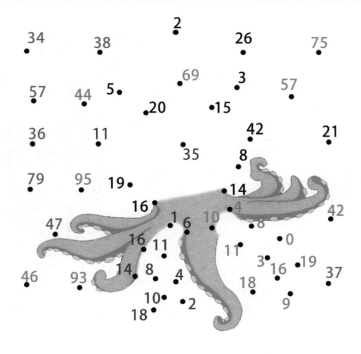

yì　 zhì　wèi　suān　　 shōu　liǎn　zhǐ　xuè　　　　yǎng　xuè　zī　yīn
抑 制 胃 酸 、 收 敛 止 血 、 养 血 滋 阴 。

果部本草

第一组	第二组	第三组	第四组
3+2=	13-0=	3+11=	15-14=
13-12=	10+6=	6+0=	13-11=
18-4=	12-12=	2+5=	15+3=
2+5=	5-2=	6+12=	9-2=
17-11=	1+14=	11+4=	2-2=
4-1=	1+10=	16-6=	12+8=
15-3=	5+0=	8-7=	15-7=
18-5=			18-13=

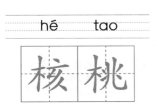

hé   tao

核 桃

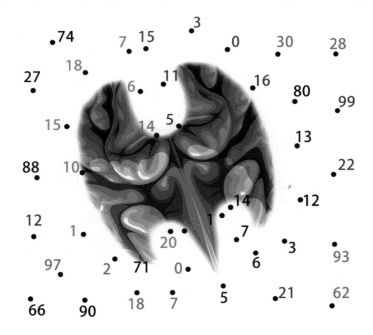

yì xīn zàng　　zēng qiáng nǎo gōng néng

益心脏、增强脑功能。

第一组	第二组	第三组	第四组
6+13=	12+2=	11+6=	10+5=
18−1=	14+3=	10+6=	7−4=
12−11=	17−16=	17−5=	19−15=
1+13=	1+14=	18−3=	2+4=
4+12=	17−17=	3+16=	19−3=
14−10=	12+2=	8+1=	1+7=
7+11=	13+3=	14+4=	15+4=
3+12=		10−2=	

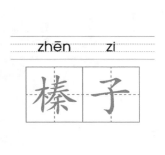

zhēn　zi

榛　子

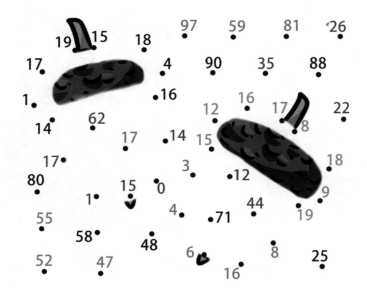

cù　xiāo　huà　　　gǎi　shàn　biàn　mì　　　jiàng　dǎn　gù　chún
促 消 化 、 改 善 便 秘 、 降 胆 固 醇 。

第一组	第二组	第三组	第四组
15 − 12 =	7 − 1 =	12 + 8 =	5 + 2 =
10 + 2 =	19 − 18 =	19 − 10 =	2 + 1 =
11 + 8 =	17 − 3 =	2 + 3 =	15 − 2 =
6 + 2 =	13 − 10 =	19 − 1 =	19 − 12 =
2 + 13 =	12 − 2 =	19 − 18 =	16 − 16 =
1 + 12 =	13 + 3 =	7 − 3 =	1 + 4 =
6 + 14 =	9 − 7 =	6 + 4 =	6 + 12 =
	17 + 3 =		17 − 10 =

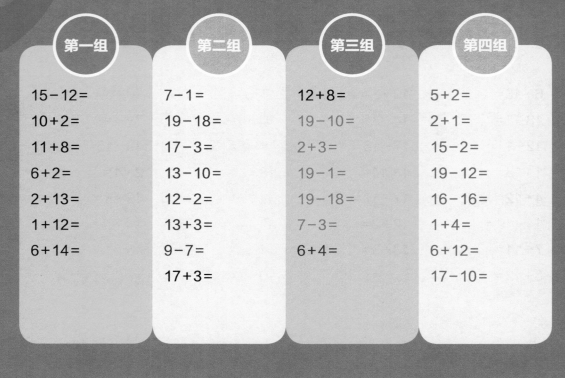

tián   guā

甜 瓜

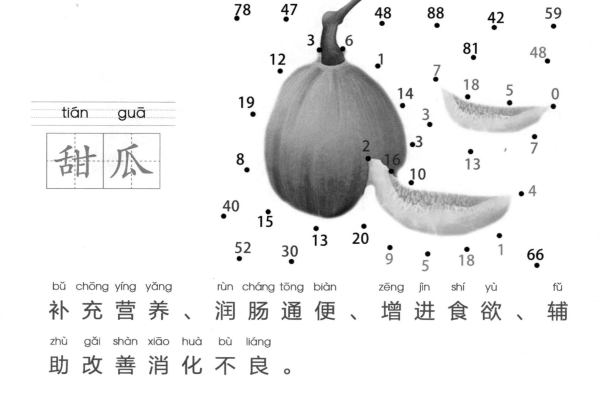

bǔ chōng yíng yǎng 、 rùn cháng tōng biàn 、 zēng jìn shí yù 、 fǔ
补 充 营 养 、 润 肠 通 便 、 增 进 食 欲 、 辅

zhù gǎi shàn xiāo huà bù liáng
助 改 善 消 化 不 良 。

第一组	第二组	第三组	第四组
15−7 =	7+8 =	12+0 =	5+12 =
10+6 =	19−3 =	19−10 =	2+11 =
5+8 =	11−3 =	2+12 =	15−12 =
6+6 =	13−10 =	19−4 =	19−4 =
2+17 =	12−2 =	19−11 =	16−8 =
5+12 =	13−12 =	7−4 =	1+16 =
6+12 =	9+3 =	3+10 =	6+12 =
12+3 =			17−3 =

hóng   táng

红 糖

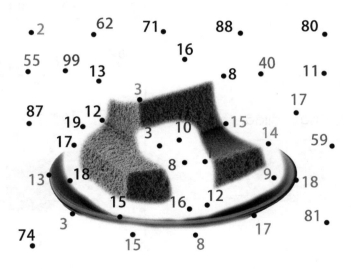

bǔ xū　　bǔ xuè huó xuè　　nuǎn pí jiàn wèi

补虚、补血活血、暖脾健胃。

第一组	第二组	第三组	第四组
2+12=	6-0=	2+16=	14+4=
8-6=	14+1=	5-3=	12+1=
15-12=	15-10=	11-10=	7+10=
18-10=	8-8=	16-11=	5+14=
10+5=	17+2=	17-3=	11+4=
6+10=	9-1=	16-3=	1+4=
6+0=	5-4=	5+12=	17-17=
	2+12=	7-7=	

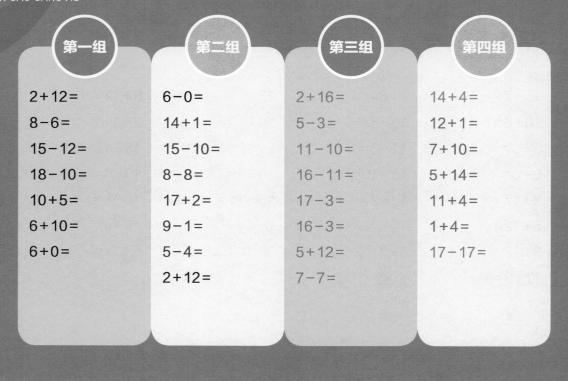

líng   jiǎo

菱　角

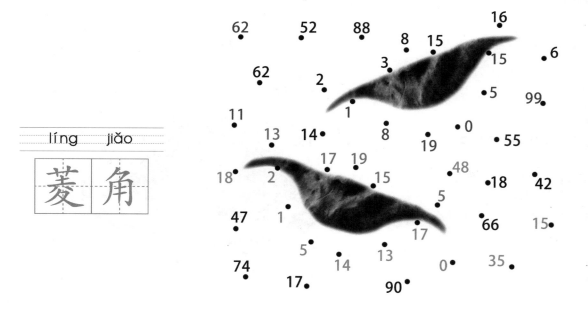

qīng shǔ jiě rè   bǔ pí yì qì   jiǎn féi sù shēn

清暑解热、补脾益气、减肥塑身。

第一组	第二组	第三组	第四组
4−4=	16−6=	2+0=	16−14=
16+3=	10+4=	18+0=	2+4=
17−4=	10+10=	4−0=	7+11=
9+0=	13−12=	3+12=	7−5=
11+3=	17−1=	1+13=	8−4=
6+2=	0+12=	0+16=	7+8=
19−9=	19−17=	3+11=	8+6=
			7+2 =
			2+0=

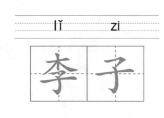

lǐ zi

李 子

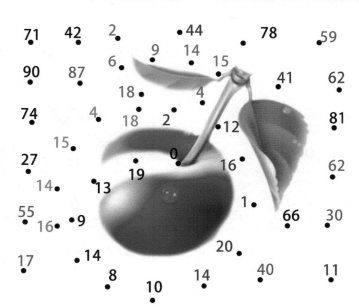

jiàn wèi xiāo shí　　zhǐ ké qū tán　　lì niào xiāo zhǒng

健 胃 消 食 、 止 咳 祛 痰 、 利 尿 消 肿 。

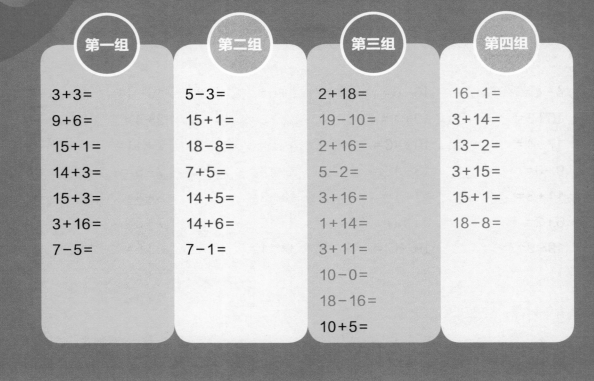

第一组	第二组	第三组	第四组
3＋3＝	5－3＝	2＋18＝	16－1＝
9＋6＝	15＋1＝	19－10＝	3＋14＝
15＋1＝	18－8＝	2＋16＝	13－2＝
14＋3＝	7＋5＝	5－2＝	3＋15＝
15＋3＝	14＋5＝	3＋16＝	15＋1＝
3＋16＝	14＋6＝	1＋14＝	18－8＝
7－5＝	7－1＝	3＋11＝	
		10－0＝	
		18－16＝	
		10＋5＝	

gān

柑

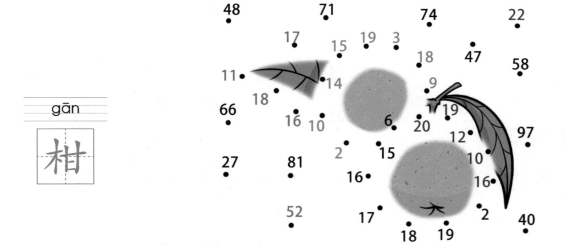

shēng jīn zhǐ kě　　jiàng yā jiàng zhī　　qū tán píng chuǎn
生 津 止 渴 、 降 压 降 脂 、 祛 痰 平 喘 。

第一组

3-2＝
9+4＝
5+1＝
14+4＝
12-8＝
3+5＝
7+8＝
4+7＝

第二组

5+6＝
15-3＝
18-15＝
7+3＝
14-3＝
14-10＝
7+7＝
2+17＝

第三组

2+0＝
19-11＝
2+3＝
5+9＝
4+14＝
3+12＝
3+10＝

第四组

16-3＝
4-2＝
13+4＝
3+10＝
15-6＝
18-1＝
19-13＝

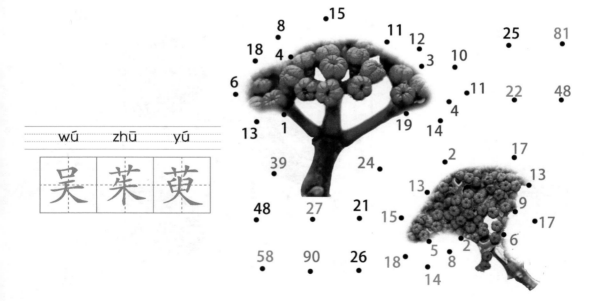

wú   zhū   yú

吴 茱 萸

sàn hán zhǐ tòng 、 jiàng nì zhǐ ǒu 、 zhù yáng zhǐ xiè 。

散 寒 止 痛 、 降 逆 止 呕 、 助 阳 止 泻 。

第一组	第二组	第三组
14+3=	10+3=	18+0=
12+7=	2+13=	19-19=
15-14=	1-0=	13-11=
5-3=	11-1=	14-13=
8+0=	14-10=	14-2=
6-3=	13-10=	4+3=
16-2=	14-3=	17-3=
11-0=	10+7=	13+6=
10+6=	16-0=	15-10=
5+3=	9+10=	18-3=

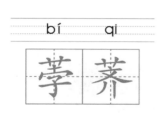

bí qi

荸荠

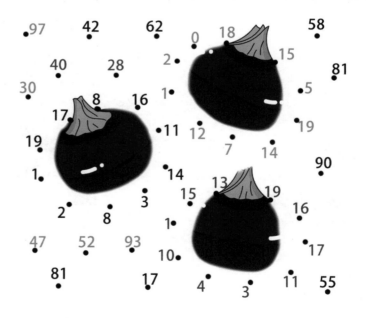

qīng fèi huà tán　　lì cháng tōng biàn　　jiàng xuè yā

清肺化痰、利肠通便、降血压。

第一组	第二组	第三组
7＋1＝	5－0＝	3＋6＝
4＋15＝	19－1＝	2＋13＝
3－0＝	19－18＝	3－0＝
3＋13＝	7－0＝	1＋4＝
5＋12＝	0＋10＝	19－18＝
1＋13＝	19－10＝	7＋1＝
17－5＝	11＋8＝	11＋0＝
8－7＝	0＋16＝	17＋2＝
6＋2＝	5＋0＝	17－8＝

qīng méi

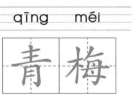

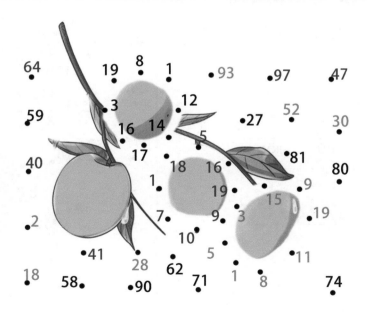

shēng jīn zhǐ kě　　jiàn wèi xiāo shí　　bǎo hù gān zàng

生 津 止 渴 、 健 胃 消 食 、 保 护 肝 脏 。

第一组

5−4=

1+11=

3+5=

3+11=

5+12=

3+13=

17−8=

8−5=

6−1=

15−14=

第二组

5+4=

19−14=

11+7=

7+7=

9+10=

11−1=

11−5=

14−12=

5+2=

4+5=

第三组

13+6=

2+4=

3+12=

1+10=

19−11=

7−4=

11−6=

17−13=

17−8=

15+4=

hú   jiāo

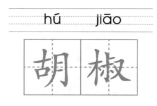

胡 椒

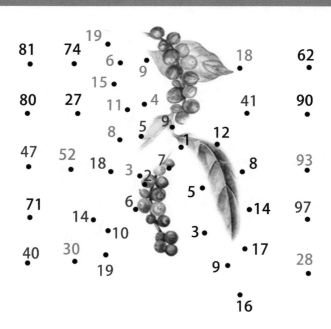

xiāo tán jiě dú   huǎn jiě fù xiè   zēng jìn shí yù

消痰解毒、缓解腹泻、增进食欲。

第一组

9 + 10 =
11 + 7 =
1 + 8 =
19 − 4 =
18 − 5 =
14 + 2 =
4 + 13 =
3 + 8 =
4 + 4 =
17 + 2 =

第二组

14 + 3 =
16 − 0 =
12 − 2 =
19 − 15 =
8 + 11 =
3 + 4 =
2 + 7 =
11 − 10 =
5 + 7 =
10 + 7 =

第三组

15 − 11 =
9 − 8 =
14 − 12 =
15 − 1 =
2 − 2 =
3 + 10 =
0 + 11 =
6 − 5 =

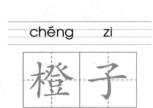

chéng zi

橙 子

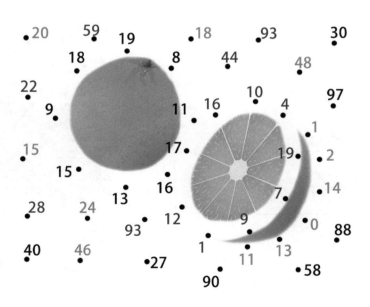

xiāo shí bǎo hù xuè guǎn qīng cháng tōng biàn
消 食 、 保 护 血 管 、 清 肠 通 便 。

第一组

2+10=

15－13=

6－0=

13+4=

18－4=

9－0=

14－4=

19+0=

4+8=

第二组

7+1=

10+10=

2+10=

15－13=

6－0=

13+4=

1+18=

16－15=

5+3=

第三组

6－0=

5+4=

5+15=

8－0=

7－5=

1－1=

4+14=

2+0=

18－12=

yáng méi

杨 梅

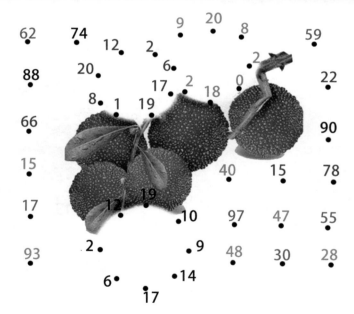

měi róng yǎng yán　　shōu liǎn zhǐ xiè　　xiāo shí pái dú

美容养颜、收敛止泻、消食排毒。

第一组

18−9＝

2+16＝

18−12＝

0+1＝

2+3＝

16+3＝

10+7＝

5−5＝

7−3＝

15−6＝

第二组

7−0＝

19−9＝

16+1＝

5−5＝

6−0＝

12+4＝

1+18＝

16−15＝

5+3＝

3+4＝

第三组

1+13＝

17−2＝

16+2＝

18+1＝

1+16＝

10+2＝

12+8＝

15−13＝

11−3＝

4+10＝

gān   zhe

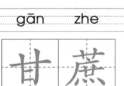

甘 蔗

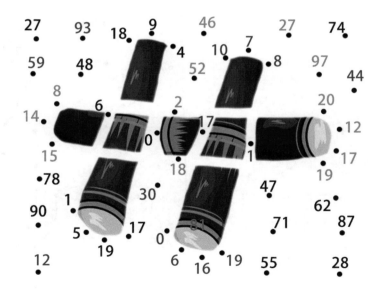

bǔ chōng táng fèn
补 充 糖 分 、

bǔ tiě bǔ xuè
补 铁 补 血 、

zēng qiáng miǎn yì lì
增 强 免 疫 力 、

shēng jīn rùn zào
生 津 润 燥 、

rùn cháng tōng biàn
润 肠 通 便 。

第一组

3+3＝

5+2＝

19-5＝

18-16＝

2+6＝

18-8＝

8+7＝

15+1＝

7-3＝

5+1＝

第二组

16-4＝

14+3＝

14+1＝

13-2＝

5+14＝

10+3＝

10+6＝

3+15＝

12-2＝

1+11＝

第三组

14+4＝

0+14＝

3-1＝

7-4＝

7+5＝

10-0＝

10+5＝

11+6＝

8-8＝

8+10＝

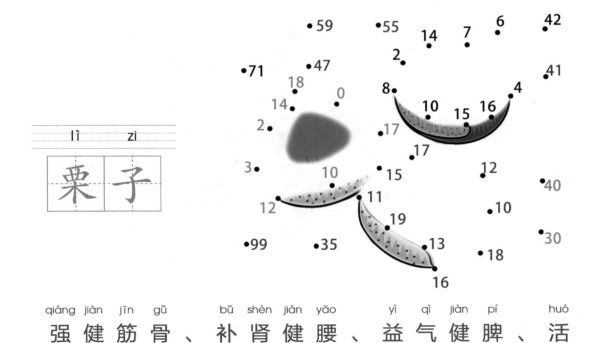

lì　zi

栗子

qiáng jiàn jīn gǔ　　bǔ shèn jiàn yāo　　yì qì jiàn pí　huó

强 健 筋 骨 、 补 肾 健 腰 、 益 气 健 脾 、 活

xuè xiāo zhǒng

血 消 肿 。

第一组	第二组	第三组
1+16=	0+19=	14+2=
18−10=	15−2=	12+0=
17−4=	2+10=	4+3=
15−4=	2+14=	13−0=
5+2=	8−4=	4+15=
16−14=	15+2=	12−12=
8+10=	7+3=	15+2=
15−10=	2+18=	1+1=
14−2=	7+7=	8+10=
3+14=	11+8=	19−3=

bīng láng

槟 榔

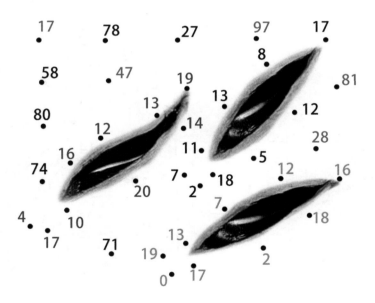

xiāo chú jī shí   xǐng jiǔ   qū chóng
消 除 积 食 、 醒 酒 、 驱 虫 。

第一组	第二组	第三组
9+2=	8-7=	17-12=
17-2=	11+1=	17-16=
18-0=	16+3=	5+15=
5+1=	19-9=	12-10=
18-5=	3+0=	3+10=
1+13=	20-5=	5+9=
19-18=	12-1=	8+1=
8-0=	17-3=	8+7=
2+2=	3+1=	2+16=
1+10=	17-16=	14-9=

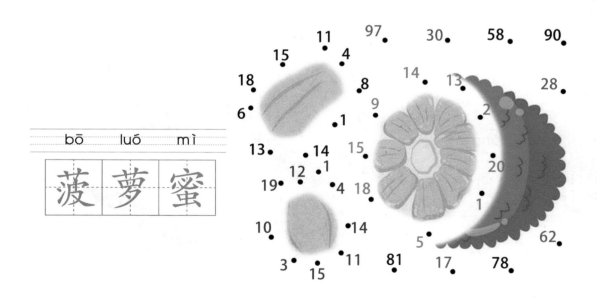

bō luó mì

菠 萝 蜜

shēng jīn zhǐ kě　　měi róng yǎng yán　　bǔ chōng yíng yǎng

生 津 止 渴 、 美 容 养 颜 、 补 充 营 养 。

草部本草

第一组

4 + 13 =
9 − 0 =
6 − 5 =
15 − 3 =
10 + 3 =
6 + 13 =
3 + 8 =
12 + 6 =
2 + 18 =
1 + 16 =

第二组

18 − 11 =
1 + 8 =
4 + 4 =
12 + 4 =
1 + 16 =
8 − 2 =
3 + 10 =
2 + 8 =
6 + 5 =
3 + 4 =

第三组

8 − 3 =
4 + 13 =
5 + 1 =
7 − 5 =
19 − 19 =
13 + 2 =
16 − 13 =
16 + 3 =
13 − 12 =
14 − 9 =

huáng　　qí

黄　芪

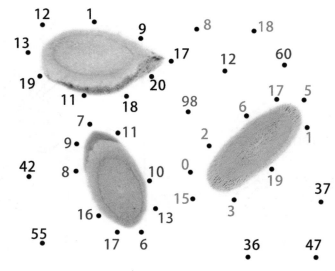

zēng qiáng jī tǐ miǎn yì gōng néng 　　 yán huǎn shuāi lǎo 　　 kàng yǎng
增 强 机 体 免 疫 功 能 、 延 缓 衰 老 、 抗 氧

huà 　　 cù jìn zào xuè gōng néng 　　 kuò zhǎn wài zhōu xuè guǎn
化 、 促 进 造 血 功 能 、 扩 展 外 周 血 管 、

gǎi shàn wēi xún huán 　　 jiàng xuè yā
改 善 微 循 环 、 降 血 压 。

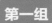

第一组	第二组	第三组
19−16=	9+8=	5+2=
0+9=	10+6=	12+7=
18−13=	3+12=	8−7=
18−1=	16−10=	9−4=
0+11=	0+10=	9+0=
1+17=	17−3=	3+12=
0+2=	19−6=	0+7=
13−7=	2+17=	5+9=
0+13=	1+17=	12−6=
1+2=		18−13=

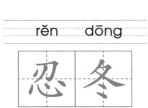

rěn dōng

忍 冬

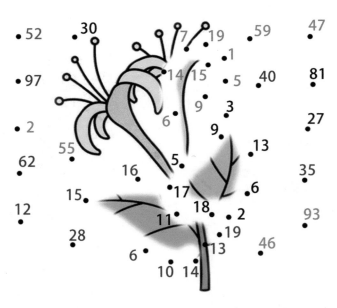

bǔ fèi zī shèn　　qīng rè jiě dú　　rùn cháng tōng biàn　　qīng
补肺滋肾、清热解毒、润肠通便、清
xīn rùn fèi　　rùn zào zhǐ ké
心润肺、润燥止咳。

第一组

1+4＝

19−5＝

1+15＝

2+4＝

16+1＝

8+12＝

18−7＝

19−11＝

10+9＝

10−5＝

第二组

16−5＝

3+7＝

12−10＝

7+2＝

5−1＝

10+4＝

11+8＝

20−15＝

15−3＝

15−4＝

第三组

17−12＝

3+5＝

18−8＝

6−4＝

14−10＝

3+3＝

9+9＝

19−10＝

2+1＝

7−2＝

dāng guī

当 归

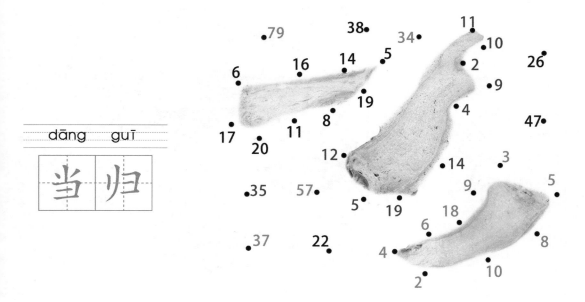

bǔ xuè huó xuè　　tiáo jīng zhǐ tòng　　rùn cháng tōng biàn

补 血 活 血 、 调 经 止 痛 、 润 肠 通 便 。

第一组	第二组	第三组
12+4=	16−11=	17−9=
10−5=	7+7=	3+10=
2+15=	12−8=	18−9=
4+4=	7+3=	6−0=
16−2=	5+4=	14−0=
9+0=	10+1=	3+2=
18−0=	11−4=	9+3=
20−9=	20−8=	19−1=
10+9=	15−9=	2+8=
10+6=	15−10=	7+1=

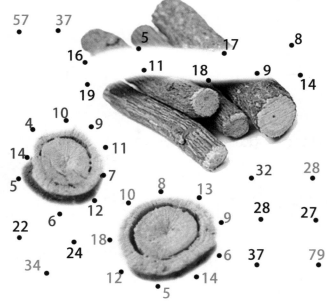

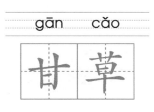

gān　cǎo

甘　草

yì qì jiàn pí　　qīng rè jiě dú　　zēng qiáng miǎn yì lì
益 气 健 脾 、 清 热 解 毒 、 增 强 免 疫 力 、

zhǐ ké huà tán
止 咳 化 痰 。

第一组	第二组	第三组
2+4=	16−3=	17−6=
13−5=	6+3=	3+5=
4+15=	12−7=	18−8=
5+6=	3+9=	6−4=
12+1=	15−4=	14−10=
4+11=	8+9=	3+3=
18−9=	9+10=	9+9=
15−11=	20−10=	19−10=
0+6=	15−2=	2+9=

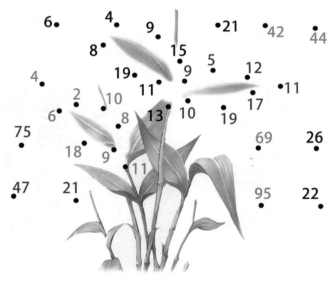

dàn zhú yè

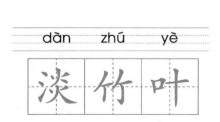

淡 竹 叶

tuì rè 、 lì niào 、 kàng zhǒng liú 、 yì jūn 、 shēng gāo

退 热 、 利 尿 、 抗 肿 瘤 、 抑 菌 、 升 高

xuè táng

血 糖 。

第一组

1+5 =
19-3 =
1+11 =
2+6 =
8+6 =
8-7 =
18-1 =
19-6 =
10-1 =
10+1 =

第二组

16-8 =
3+9 =
12-2 =
3+8 =
5+1 =
10+7 =
11+5 =
20-7 =
15-7 =

第三组

17-3 =
3+12 =
18-16 =
6+12 =
14-8 =
7+12 =
9-9 =
19-2 =
2+3 =
7+7 =

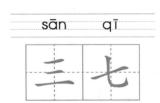

sān　qī

三　七

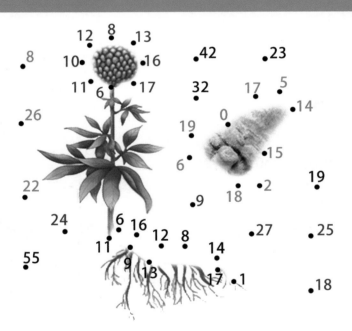

zhǐ xuè 、 sàn yū 、 xiāo zhǒng 、 huó xuè 、 zhǐ tòng 、 kàng
止 血 、 散 瘀 、 消 肿 、 活 血 、 止 痛 、 抗

pí láo
疲 劳 。

第一组

3+5=

14−11=

5+11=

2+8=

12−6=

16−7=

15−10=

12+6=

10+7=

10−2=

第二组

15−8=

6+9=

12−6=

8+8=

5+7=

15+2=

11+9=

13−9=

19−5=

2+8=

第三组

20−5=

6+8=

14−7=

2+3=

14−5=

3+12=

9−3=

15−11=

bái zhǐ

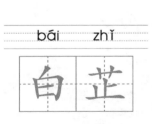

白芷

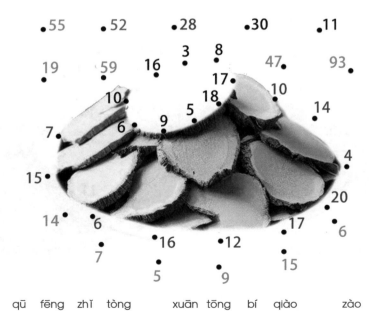

•55 •52 •28 •30 •11

19 59 16 3 8 47 93

17 10

10 18 14

7 6 9 5 6

15 4

14 6 20

7 16 12 17 6

5 9 15

jiě biǎo sàn hán　　qū fēng zhǐ tòng　　xuān tōng bí qiào　　zào

解 表 散 寒 、 祛 风 止 痛 、 宣 通 鼻 窍 、 燥

shī zhǐ dài

湿 止 带 。

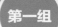

第一组	第二组	第三组
3+3=	15−0=	12−5=
14−5=	6+6=	6+3=
5−2=	13−6=	14−8=
3+8=	7+9=	2+3=
12−4=	7−5=	14−13=
16−6=	15−11=	7+12=
15−10=	11−6=	9−5=
12−5=	13+1=	15−1=
10+5=	19−16=	2+5=
10−4=	1+8=	

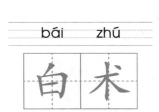

bái　zhú

白 术

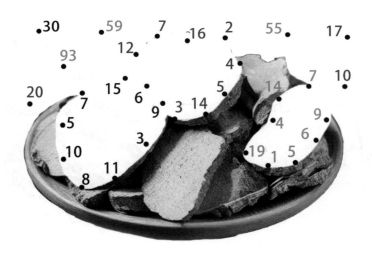

jiàn pí yì qì　　zào shī　　zhǐ hàn　　ān tāi

健脾益气、燥湿、止汗、安胎。

第一组	第二组	第三组
3 + 7 =	15 − 7 =	12 + 7 =
14 − 11 =	6 − 4 =	6 + 1 =
15 − 9 =	13 − 9 =	16 − 8 =
3 + 12 =	7 + 10 =	14 − 5 =
12 − 3 =	7 + 9 =	8 − 7 =
16 − 5 =	15 − 3 =	14 − 10 =
15 − 8 =	11 − 8 =	8 + 12 =
12 − 7 =	13 − 6 =	9 + 5 =
10 − 2 =	19 − 5 =	15 − 9 =
	2 + 8 =	2 + 17 =

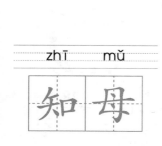

zhī mǔ

知 母

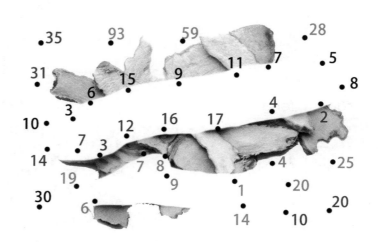

qīng rè jiě dú   rùn fèi zhǐ ké   shēng jīn zhǐ kě
清 热 解 毒 、 润 肺 止 咳 、 生 津 止 渴 、

kàng jūn
抗 菌 。

第一组	第二组	第三组
12+5=	15−2=	16−5=
19−6=	5+9=	11+8=
4+3=	7−6=	19−7=
14−12=	8−2=	2+13=
15−4=	12+7=	14−9=
12−7=	15+5=	6+12=
15+3=	11−9=	9−7=
4+5=	20−9=	20−11=
10−7=	19−14=	45+10=
8+9=	6+7=	

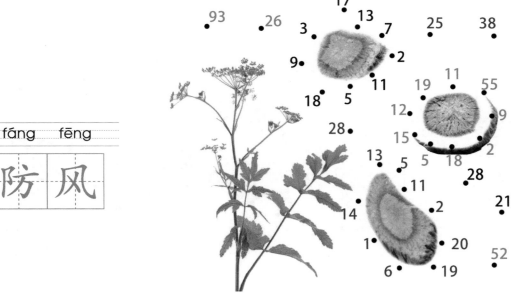

fáng fēng

防风

jiě rè　zhèn jìng　zhèn tòng　kàng guò mǐn　tiáo jié miǎn
解热、镇静、镇痛、抗过敏、调节免

yì gōng néng
疫功能。

第一组	第二组	第三组	第四组
5+6＝	8+7＝	17+3＝	7-3＝
15-7＝	17-0＝	17+2＝	2+1＝
1+8＝	1+3＝	18-11＝	5+7＝
17-11＝	0+7＝	18-12＝	3+6＝
6-3＝	18-4＝	14-5＝	12-2＝
17-10＝	10+6＝	0+1＝	18-16＝
4+1＝		3+1＝	5+15＝
7+3＝			
19-4＝			

jié　gěng

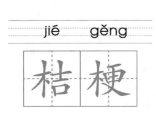

桔　梗

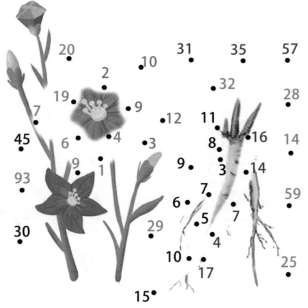

qū tán　　zhǐ ké　　kàng jūn　　kàng yán　　zēng qiáng miǎn yì
祛 痰 、 止 咳 、 抗 菌 、 抗 炎 、 增 强 免 疫

lì　　yì zhì wèi yè fēn mì
力 、 抑 制 胃 液 分 泌 。

第一组	第二组	第三组	第四组
5+10=	19−7=	0+3=	7+5=
15−7=	17−6=	17−11=	2+16=
1+8=	1+15=	18−10=	5+12=
17−10=	0+10=	18−5=	3+8=
6−1=	18−3=	14−4=	12+1=
17+2=	10+9=	0+12=	18−8=
4−1=	14+4=	3+15=	
7+13=		7−4=	
19−19=			
19−2=			

gǒu   qǐ

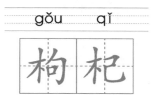

枸杞

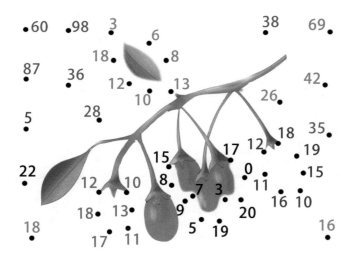

zī bǔ gān shèn   yì jīng míng mù   jiàng xuè táng   jiàng

滋补肝肾 、 益精明目 、 降血糖 、 降

xuè zhī

血脂 。

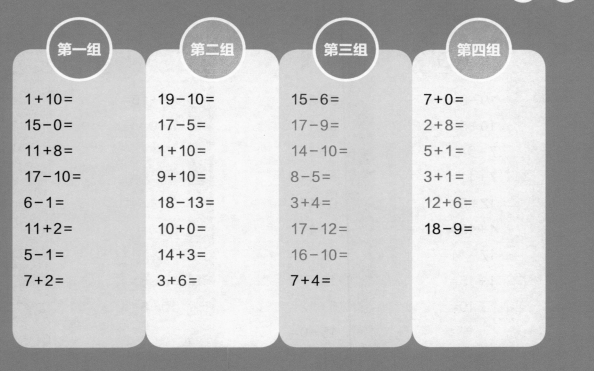

第一组	第二组	第三组	第四组
1+10=	19−10=	15−6=	7+0=
15−0=	17−5=	17−9=	2+8=
11+8=	1+10=	14−10=	5+1=
17−10=	9+10=	8−5=	3+1=
6−1=	18−13=	3+4=	12+6=
11+2=	10+0=	17−12=	18−9=
5−1=	14+3=	16−10=	
7+2=	3+6=	7+4=	

ròu cōng róng

肉 苁 蓉

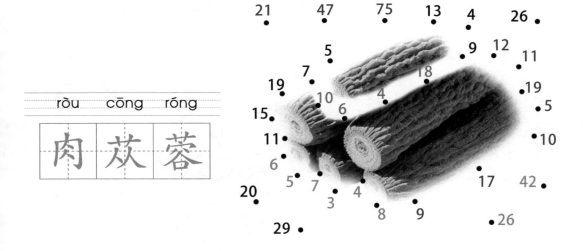

bǔ shèn yáng　　yì jīng xuè　　rùn cháng tōng biàn

补 肾 阳 、 益 精 血 、 润 肠 通 便 。

第一组

19−8＝

10+5＝

7−5＝

7+11＝

12+5＝

4+15＝

17−14＝

1+15＝

1+10＝

第二组

9+2＝

6+1＝

0+12＝

6+4＝

0+17＝

6−1＝

16−5＝

13−7＝

6+12＝

15−0＝

第三组

17−15＝

7+0＝

12+7＝

2+10＝

5+12＝

6+0＝

13−10＝

16−8＝

10+8＝

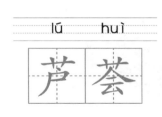

lú huì

芦 荟

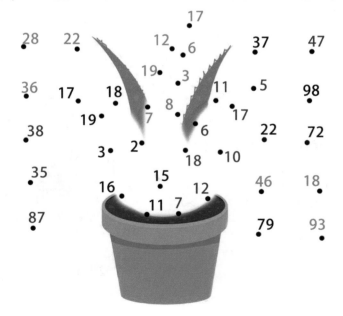

jiàn wèi tōng biàn   shā jūn   qiáng xīn huó xuè

健 胃 通 便 、 杀 菌 、 强 心 活 血 。

第一组

12−5＝

11＋7＝

13−9＝

2＋11＝

16＋3＝

6＋9＝

17−8＝

4＋12＝

1＋10＝

20−13＝

第二组

9＋1＝

6−1＝

5＋12＝

6＋9＝

2＋17＝

6−4＝

18−5＝

13＋7＝

18−8＝

第三组

17−8＝

17＋3＝

12−7＝

8＋10＝

5＋8＝

6＋11＝

13−9＝

16−7＝

mài mén dōng

麦 门 冬

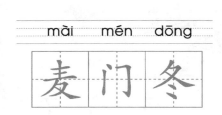

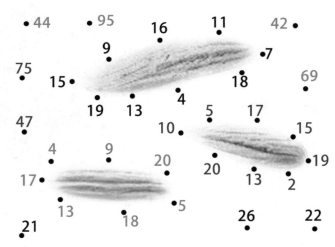

zī yīn rùn fèi   yì wèi shēng jīn   qīng xīn chú fán

滋阴润肺、益胃生津、清心除烦。

第一组

$8-5=$

$13-7=$

$13+3=$

$2+12=$

$16+1=$

$6-4=$

$17-9=$

$4+7=$

$9+10=$

$20-17=$

第二组

$9-2=$

$6-2=$

$19-17=$

$6-1=$

$2+10=$

$6+13=$

$18-7=$

$13+7=$

$15-5=$

$2+7=$

$15-8=$

第三组

$17-7=$

$17-8=$

$12-7=$

$8-6=$

$9-6=$

$6+2=$

$13-7=$

$16+2=$

$7+3=$

dān shēn

丹 参

活血祛瘀、通经止痛、清心除烦、凉血消痈。

huó xuè qū yū　tōng jīng zhǐ tòng　qīng xīn chú fán　liáng

xuè xiāo yōng

木部本草

第一组

6 + 5 =

19 − 14 =

1 + 2 =

2 + 0 =

12 + 6 =

19 − 15 =

18 − 2 =

19 − 12 =

10 + 5 =

10 + 1 =

第二组

16 − 9 =

3 + 15 =

12 − 2 =

3 + 3 =

15 − 10 =

10 + 9 =

11 + 9 =

11 − 7 =

15 − 7 =

19 − 12 =

第三组

17 − 6 =

3 + 4 =

18 − 14 =

6 + 8 =

10 − 8 =

7 + 8 =

16 − 9 =

11 − 2 =

5 + 5 =

7 + 4 =

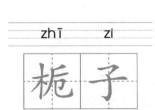

zhī　　zi

栀 子

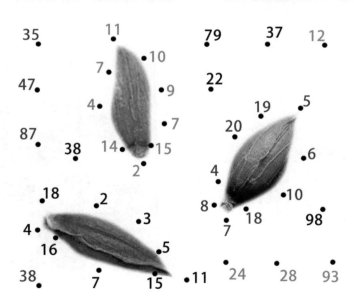

xiè huǒ chú fán 、 qīng rè lì shī 、 liáng xuè jiě dú 、 jiàng

泻 火 除 烦 、 清 热 利 湿 、 凉 血 解 毒 、 降

xuè táng 、 kàng dòng mài zhōu yàng yìng huà 、 kàng yì yù

血 糖 、 抗 动 脉 粥 样 硬 化 、 抗 抑 郁 。

第一组

19-8=

19-12=

11+4=

2+16=

12-8=

18-15 =

7-2=

19-17=

10+1=

第二组

14-9=

3+5=

12-6=

3+7=

15+5=

10-6=

11+8=

11-6=

第三组

17-3=

3+12=

18-16=

6+3=

10-0=

7+4=

16-12=

11-4=

5+9=

suān zǎo

酸 | 枣

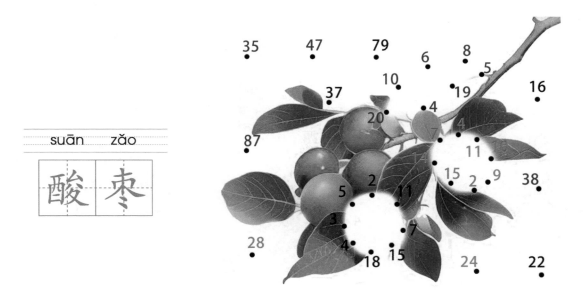

měi róng yǎng yán　　kāi wèi xiāo shí

美容养颜、开胃消食。

第一组

1＋2＝

15－8＝

11＋4＝

17－9＝

6－2＝

11＋7＝

5－3＝

7＋4＝

1＋4＝

第二组

19－11＝

17＋3＝

1＋3＝

9＋1＝

5＋13＝

10－4＝

14＋5＝

3＋4＝

第三组

15－11＝

17－8＝

14－3＝

8＋2＝

5＋2＝

17－2＝

20－14＝

第四组

7＋1＝

4＋8＝

5－1＝

3＋2＝

12－5＝

18－5＝

4＋4＝

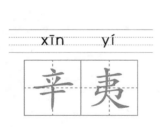

xīn yí

辛 夷

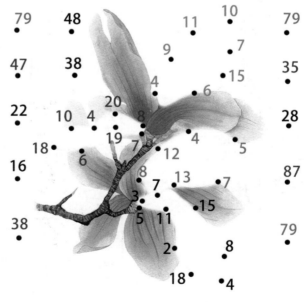

kàng guò mǐn   kàng yán   jiàng xuè yā   yì zhì bìng yuán wēi

抗 过 敏 、 抗 炎 、 降 血 压 、 抑 制 病 原 微

shēng wù

生 物 。

第一组

6 + 12 =
19 − 8 =
8 − 5 =
9 − 7 =
12 − 7 =
20 − 5 =
18 − 14 =
19 − 12 =
3 + 5 =
10 + 8 =

第二组

16 + 4 =
4 + 15 =
12 − 7 =
3 + 3 =
20 − 10 =
10 + 8 =
11 − 3 =
11 − 7 =
15 + 5 =

第三组

17 − 15 =
3 + 12 =
18 − 14 =
6 + 3 =
5 + 5 =
3 + 4 =
16 − 5 =
11 + 3 =
5 − 3 =

zhāng   nǎo

樟 脑

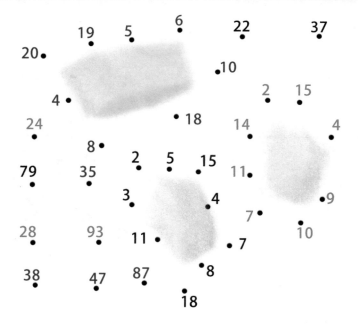

chú shī shā chóng   wēn sàn zhǐ tòng
除湿杀虫、温散止痛。

第一组	第二组	第三组	第四组
5+10=	19-8=	12-6=	12+3=
15-10=	9-5=	17-2=	2+6=
11-8=	10+10=	14-12=	5+2=
17-13=	14-9=	12-5=	3+10=
6+12=	15+4=	3+6=	11+7=
0+2=	10-0=	17-3=	18-12=
5+2=	14-8=	16-12=	5+12=
7+4=		7+8=	9+6=

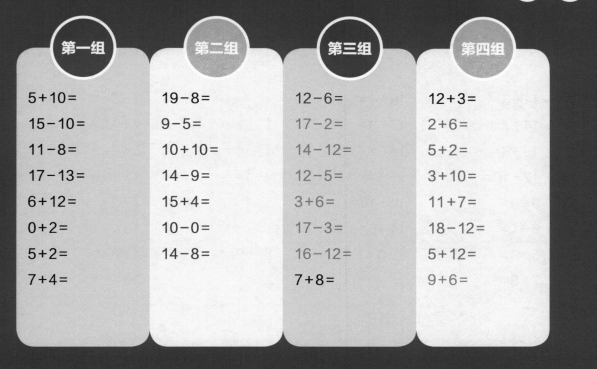

fú   líng

茯 苓

lì niào　zēng qiáng miǎn yì lì　tiáo jié cháng wèi gōng néng
利尿、增强免疫力、调节肠胃功能、

níng xīn ān shén
宁心安神。

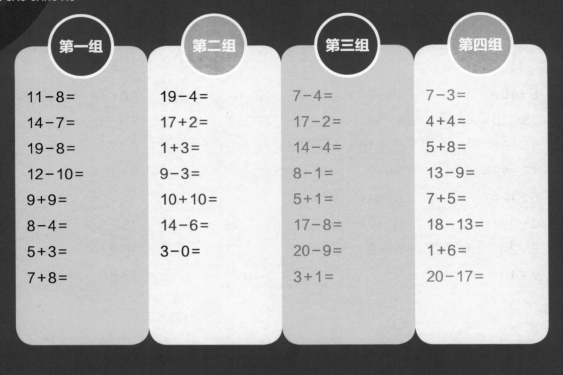

第一组	第二组	第三组	第四组
11 − 8 =	19 − 4 =	7 − 4 =	7 − 3 =
14 − 7 =	17 + 2 =	17 − 2 =	4 + 4 =
19 − 8 =	1 + 3 =	14 − 4 =	5 + 8 =
12 − 10 =	9 − 3 =	8 − 1 =	13 − 9 =
9 + 9 =	10 + 10 =	5 + 1 =	7 + 5 =
8 − 4 =	14 − 6 =	17 − 8 =	18 − 13 =
5 + 3 =	3 − 0 =	20 − 9 =	1 + 6 =
7 + 8 =		3 + 1 =	20 − 17 =

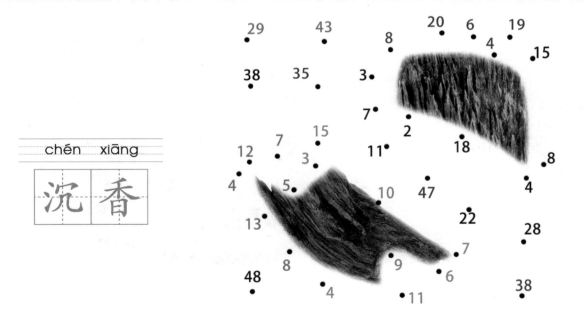

chén xiāng

沉　香

xíng qì zhǐ tòng 、 zhǐ ǒu 、 tiáo jié xīn nǎo xuè guǎn gōng néng 。
行 气 止 痛 、 止 呕 、 调 节 心 脑 血 管 功 能 。

矿物药

第一组

19−4=

19−12=

12+4=

2+6=

12+2=

18−7=

7−1=

19−0=

10−6=

7+8=

第二组

14−5=

3+0=

12−0=

9+7=

3+5=

10+2=

11+2=

3+2=

13+4=

2+7=

第三组

17−11=

3+11=

18−16=

6+2=

10−1=

7+8=

16+4=

11+7=

5+2=

2+4=

shí   gāo

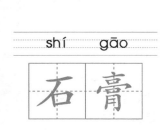

石 膏

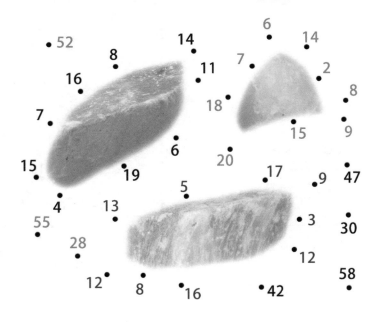

jiě rè   jiě kě   jiàng xuè táng   shēng jī   kàng yán

解 热 、 解 渴 、 降 血 糖 、 生 肌 、 抗 炎 。

第一组	第二组	第三组
$8+8=$	$10-7=$	$17-2=$
$16-5=$	$3+9=$	$7+11=$
$10+4=$	$12+5=$	$18+2=$
$3+5=$	$9+0=$	$6-2=$
$12-8=$	$2+6=$	$10+4=$
$18-3=$	$6+8=$	$7-5=$
$2+4=$	$14+2=$	$16-9=$
$3+16=$	$3+10=$	$11-5=$
$1+6=$	$13-8=$	$5+4=$
$20-4=$	$7-4=$	$12+3=$

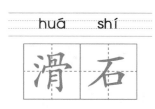

huá shí

滑 石

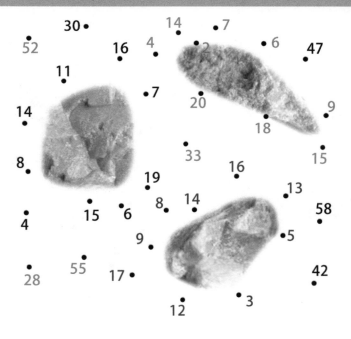

kàng jūn bǎo hù pí fū hé nián mó lì niào
抗菌、保护皮肤和黏膜、利尿。